IVF

In-vitro-Fertilisation

Alles was du wissen musst

Dr. Sheila Harrison

Disclaimer

Dieser Inhalt ersetzt nicht die Konsultation eines professionellen Arztes, sondern soll Ihnen ein fundiertes Wissen über die Krankheit vermitteln und Sie in die Lage versetzen, bei Bedarf so früh wie möglich medizinische Hilfe in Anspruch zu nehmen, um Komplikationen zu vermeiden. Es sollte auch beachtet werden, dass sich der Bereich der medizinischen Wissenschaft ständig verändert. Aufgrund der sich ständig weiterentwickelnden und sich verändernden Natur des medizinischen Wissens empfehlen wir Ihnen, fachkundigen Rat einzuholen, wenn Sie Unstimmigkeiten feststellen oder sich entscheiden, als Reaktion auf die Informationen Maßnahmen zu ergreifen . Lehnen Sie niemals den medizinischen Rat von Fachleuten ab oder schieben Sie die Behandlung nicht auf, weil Sie etwas online gelesen, durch dieses Material oder eine andere Online-Ressource erworben haben.

Und denken Sie daran, dass das Internet Sie nicht heilen wird, sondern Gott durch Ärzte.

Inhaltsverzeichnis

Einführung

Für viele Menschen und Paare ist das Elternsein ein sehr persönlicher und wertvoller Wunsch. Allerdings kann dieser Weg für Menschen, die mit Unfruchtbarkeit zu kämpfen haben, schwierig und herzzerreißend sein. Unter solchen Umständen erscheint die In-vitro-Fertilisation (IVF) als Hoffnungsschimmer. Dank dieser bahnbrechenden medizinischen Methode hat die Reproduktionsmedizin eine Revolution erlebt.

Es eröffnet einen bisher unvorstellbaren Weg zur Empfängnis. In diesem ausführlichen Leitfaden werden wir in die komplexe Welt der IVF eintauchen und ihre entscheidende Rolle bei der Überwindung der Unfruchtbarkeit und der Verwirklichung des Traums einer Schwangerschaft behandeln. Wir werden den IVF-Prozess Schritt für Schritt aufschlüsseln und beleuchten, wie jede Phase zum letztendlichen Ziel einer erfolgreichen IVF-Schwangerschaft beiträgt. Dazu gehören die frühen Phasen der Ovulationsstimulation sowie der heikle Transfer von Embryonen

Abschnitt 1

IVF steht für In-vitro-Fertilisation

IVF (In-vitro-Fertilisation) ist eine Art Fruchtbarkeitsbehandlung, bei der Eizellen außerhalb Ihres Körpers in einem Labor mit Spermien kombiniert werden. Es handelt sich um eine Methode, die von Menschen angewendet wird, die Hilfe bei der Erreichung einer Schwangerschaft benötigen. IVF umfasst viele komplexe Schritte und ist eine wirksame Form der assistierten Reproduktionstechnologie (ART).

Eine der innovativsten Formen der assistierten Reproduktionstechnologie (ART) ist die In-vitro-Fertilisation (IVF). Es gibt Menschen und Paaren die Möglichkeit, außerhalb der Grenzen des menschlichen Körpers schwanger zu werden. Im Gegensatz zur normalen Empfängnis entsteht bei IVF Leben im Labor. Bei diesem komplexen Prozess findet die Verschmelzung von Spermien und Eizellen in einer kontrollierten Umgebung statt. Es ermöglicht eine Befruchtung von außen. Bevor die resultierenden Embryonen vorsichtig in die Gebärmutter übertragen werden, beobachtet der Arzt sie sorgfältig und beurteilt ihre Lebensfähigkeit. IVF hat die Grenzen der Unfruchtbarkeit überschritten und ist heute eine

Lebensader für diejenigen, die Schwierigkeiten haben, ein Kind zu bekommen.

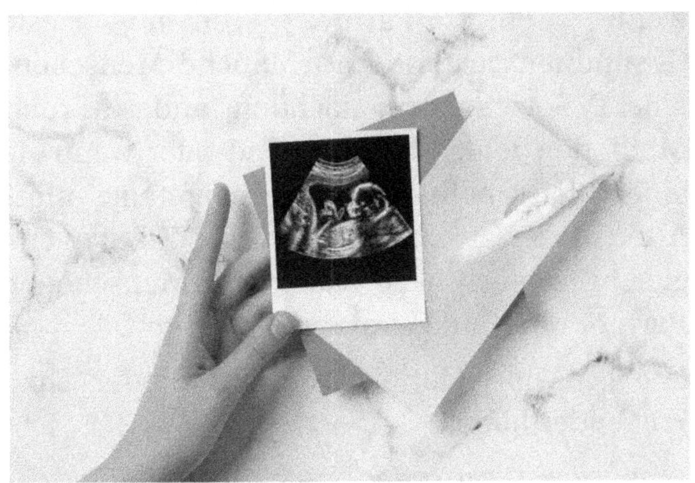

Welche Rolle spielt IVF bei der Behandlung von Unfruchtbarkeit und warum wird sie durchgeführt?

Unfruchtbarkeit ist ein schwieriges und emotional belastendes Thema und kann viele Ursachen haben. Dies können Krankheiten, Hormonprobleme oder erbliche Tendenzen sein. IVF ist ein Hoffnungsschimmer für Alleinstehende und Paare, die Schwierigkeiten haben, schwanger zu werden. Wenn andere Fortpflanzungsbehandlungen nicht funktionierten, war diese Methode sehr erfolgreich.

Menschen entscheiden sich aus vielen Gründen für IVF, unter anderem Unfruchtbarkeit Probleme oder wenn ein Partner einen bestehenden Gesundheitszustand hat. Manche Menschen werden eine IVF versuchen, nachdem andere Fruchtbarkeit Methoden fehlgeschlagen sind oder wenn sie sich in einer Phase befinden, fortgeschrittenes mütterliches Alter. IVF ist auch eine reproduktive Option für gleichgeschlechtliche Paare oder Menschen, die ohne Partner ein Kind bekommen möchten.

IVF ist eine Option, wenn Sie oder Ihr Partner Folgendes haben:

- Verstopfte oder beschädigte Eileiter.
- Endometriose.
- Geringe Spermienzahl oder andere Beeinträchtigungen der Spermien.
- PCOS-Syndrom (PCOS) oder andere Eierstockerkrankungen.
- Uterusmyome.
- Probleme mit Ihrer Gebärmutter.
- Risiko der Weitergabe einer genetischen Krankheit oder Störung.
- Und erklärt Unfruchtbarkeit.
- Sie nutzen eine Eizellspenderin oder eine Leihmutter.

Endometriose

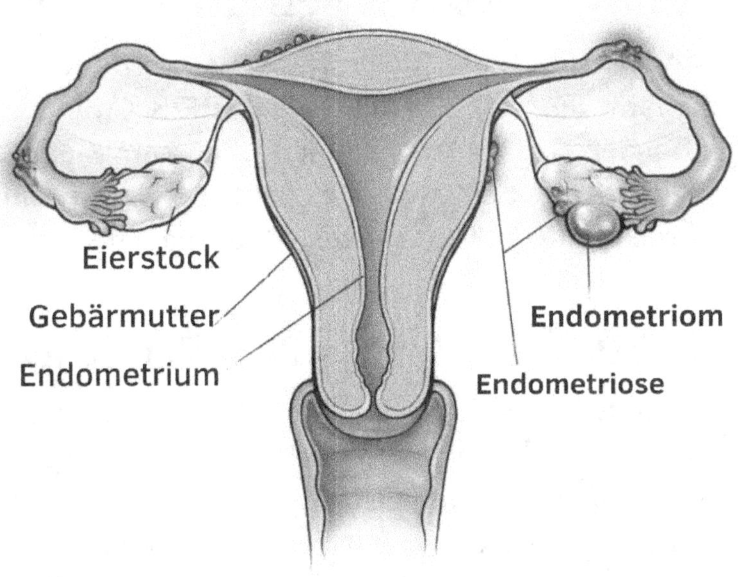

Sektion 2

IVF Schritt-für-Schritt-Anleitung

Die Schritte des IVF-Verfahrens werden sorgfältig geplant. Für eine erfolgreiche IVF-Schwangerschaft ist jeder Schritt entscheidend. Lassen Sie uns den IVF-Prozess Schritt für Schritt erkunden und uns durch die Komplexität jeder Phase navigieren:

Schritt 1: Antibabypille oder Östrogen

Bevor Sie mit der IVF-Behandlung beginnen, kann Ihr Arzt Ihnen eine Verordnung verschreiben: Antibabypillen oder Östrogen. Dies wird verwendet, um die Entwicklung von Eierstockzysten zu stoppen. Eierstockzysten und kontrollieren den Zeitpunkt Ihres Menstruationszyklus. Es ermöglicht Ihrem Arzt, Ihre Behandlung zu kontrollieren und die Anzahl reifer Eizellen während der Eizellentnahme zu maximieren. Manchen Menschen werden kombinierte Antibabypillen (Östrogen und Progesteron) verschrieben, während andere nur Östrogen erhalten.

Schritt 2: Stimulation der Eierstöcke

Während jedes natürliche Zyklus beginnt bei einer gesunden Person im gebärfähigen Alter jeden Monat eine Gruppe von Eizellen zu reifen. Normalerweise wird nur eine Eizelle reif genug für den Eisprung. Die verbleibenden unreifen Eier dieser Gruppe zerfallen.

Während Ihres IVF-Zyklus nehmen Sie injizierbare Hormonmedikamente ein, um die gesamte Gruppe der Eizellen dieses Zyklus gleichzeitig und vollständig zu reifen. Das bedeutet, dass Sie statt nur einer Eizelle (wie in einem natürlichen Zyklus) möglicherweise viele Eizellen haben. Art, Dosierung und Häufigkeit der verschriebenen Medikamente werden individuell auf Sie zugeschnitten, basierend auf Ihrer Krankengeschichte, Ihrem Alter, Ihrem AMH-Spiegel (Anti-Müller-Hormon) und Ihrer Reaktion auf die Stimulation der Eierstöcke während früherer IVF-Zyklen.

Zu den weiteren Schritten des Eierstockstimulation Prozesses gehören:

- **Überwachung:** Die Reaktion Ihrer Eierstöcke auf Medikamente wird überwacht Ultraschall und Bluthormonspiegel. Die Überwachung kann täglich oder alle paar Tage über einen Zeitraum von zwei Wochen erfolgen. Die meisten Stimulationen dauern zwischen acht und 14 Tagen. Bei Überwachungsterminen untersuchen Ärzte mithilfe von Ultraschall Ihre Gebärmutter und Eierstöcke. Die Eier selbst sind zu klein, um im Ultraschall sichtbar zu sein. Ihr Arzt wird jedoch die Größe und Anzahl der wachsenden Eierstockfollikel messen. Follikel sind kleine

Säckchen in Ihren Eierstöcken, die jeweils eine einzelne Eizelle enthalten sollten. Die Größe jedes Follikels zeigt die Reife der darin enthaltenen Eizelle an. Die meisten Follikel, die größer als 14 Millimeter (mm) sind, enthalten eine reife Eizelle. Die in Follikeln mit einer Größe von weniger als 14 mm enthaltenen Eier sind mit größerer Wahrscheinlichkeit unreif und werden nicht befruchtet.

- **Abzug Schuss:** Wenn Ihre Eizellen für die endgültige Reifung bereit sind (bestimmt durch Ihren Ultraschall und Ihren Hormonspiegel), wird ein „Auslöser Schuss" gegeben, um die Reifung Ihrer Eizellen als Vorbereitung auf die Eizellentnahme abzuschließen. Sie werden angewiesen, die Trigger Spritze genau 36 Stunden vor der geplanten Eizellentnahme zu verabreichen.

Schritt 3: Eizellentnahme

- Ihr Arzt führt mit Hilfe von Ultraschall eine dünne Nadel durch Ihre Vagina in jeden Ihrer Eierstöcke ein. Die Nadel ist mit einem Sauggerät verbunden, mit dem Ihre Eizellen aus jedem Follikel gezogen werden.

- Ihre Eier werden in eine Schüssel mit einer speziellen Lösung gelegt. Anschließend wird

die Schale in einen Inkubator (kontrollierte
Umgebung) gestellt.

- Um die Beschwerden während dieses Eingriffs
  zu lindern, werden Medikamente und eine
  leichte Sedierung eingesetzt.

- Die Eizellentnahme erfolgt 36 Stunden nach
  Ihrer letzten Hormoninjektion, dem „Auslösen
  Schuss".

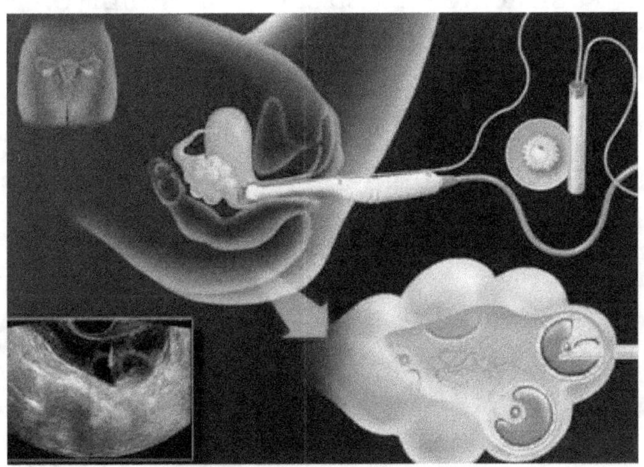

Schritt 4: Düngung

Am Nachmittag nach der Eizellentnahme wird der
Embryologe versuchen, alle reifen Eizellen mittels
intrazytoplasmatischer Spermieninjektion (ICSI) zu
befruchten. Das bedeutet, dass in jede reife Eizelle
Sperma injiziert wird. Bei unreifen Eizellen kann
keine ICSI durchgeführt werden. Die unreifen

Eizellen werden in eine Schale mit Sperma und Nährstoffen gelegt. Unreife Eier bringen ihren Reifeprozess selten in die Schale. Wenn eine unreife Eizelle reift, können die Spermien in der Schale versuchen, die Eizelle zu befruchten. Im Durchschnitt werden 70 % der reifen Eier befruchtet. Wenn beispielsweise 10 reife Eizellen entnommen werden, werden etwa sieben befruchtet. Bei Erfolg wird aus der befruchteten Eizelle ein Embryo. Wenn die Anzahl der Eizellen übermäßig groß ist oder Sie nicht möchten, dass alle Eizellen befruchtet werden, können einige Eizellen vor der Befruchtung zur späteren Verwendung eingefroren werden.

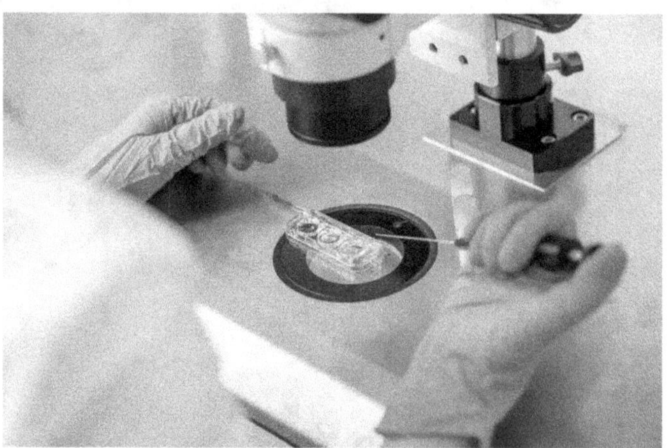

Schritt 5: Embryoentwicklung

In den nächsten fünf bis sechs Tagen wird die Entwicklung Ihrer Embryonen sorgfältig überwacht.

Ihr Embryo muss erhebliche Hürden überwinden, um zu einem Embryo zu werden, der für den Transfer in Ihre Gebärmutter geeignet ist. Im Durchschnitt erreichen 50 % der befruchteten Embryonen das Blastozystenstadium. Dies ist das Stadium, das sich am besten für die Übertragung Ihrer Gebärmutter eignet. Wenn beispielsweise sieben Eizellen befruchtet würden, könnten sich drei oder vier davon zum Blastozystenstadium entwickeln. Die restlichen 50 % kommen in der Regel nicht voran und werden verworfen. Alle für den Transfer geeigneten Embryonen werden am fünften oder sechsten Tag der Befruchtung eingefroren, um für zukünftige Embryotransfers verwendet zu werden.

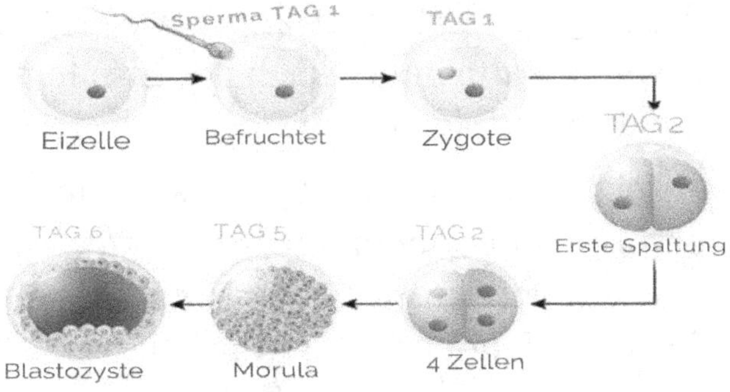

Schritt 6: Embryotransfer

Es gibt zwei Arten von Embryotransfers: den Transfer frischer Embryonen und den Transfer eingefrorener Embryonen. Ihr Arzt kann mit Ihnen die Verwendung frischer oder gefrorener Embryonen besprechen und anhand Ihrer individuellen Situation entscheiden, was am besten ist. Sowohl der Transfer gefrorener als auch frischer Embryonen erfolgt nach dem gleichen Transferprozess. Der Hauptunterschied ergibt sich aus dem Namen.

Ein frischer Embryotransfer bedeutet, dass Ihr Embryo zwischen drei und sieben Tagen nach der Eizellentnahme in Ihrer Gebärmutter eingesetzt wird. Dieser Embryo wurde nicht eingefroren und ist frisch.

Beim Transfer eingefrorener Embryonen werden gefrorene Embryonen (aus einem früheren IVF-Zyklus oder gespendete Eizellen) aufgetaut und in Ihrer Gebärmutter eingesetzt. Dies ist aus logistischen Gründen eine gängigere Praxis und weil diese Methode mit größerer Wahrscheinlichkeit zu einer Lebendgeburt führt. Der Transfer eingefrorener Embryonen kann Jahre nach der Eizellentnahme und Befruchtung erfolgen.

Als Teil des ersten Schritts eines gefrorenen Embryotransfers nehmen Sie orale, injizierbare, vaginale oder transdermale Hormone ein, um Ihre Gebärmutter auf die Aufnahme eines Embryos vorzubereiten. In der Regel dauert die orale Medikation 14 bis 21 Tage, gefolgt von sechs Tagen Injektionen. Normalerweise haben Sie während dieser Zeit zwei oder drei Termine, um die Bereitschaft Ihrer Gebärmutter mittels Ultraschall zu überwachen und Ihren Hormonspiegel mittels einer Blutuntersuchung zu messen. Wenn Ihre Gebärmutter bereit ist, wird der Embryotransfer eingeplant.

Der Vorgang ist ähnlich, wenn Sie frische Embryonen verwenden, mit der Ausnahme, dass der Embryotransfer innerhalb von drei bis fünf Tagen nach der Entnahme erfolgt.

Der Embryotransfer ist ein einfacher Eingriff, der keine Narkose erfordert. Es fühlt sich ähnlich an wie eine gynäkologische Untersuchung oder ein Pap-Abstrich. Ein Spekulum wird in die Vagina eingeführt und ein dünner Katheter durch den Gebärmutterhals in die Gebärmutter eingeführt. Eine am anderen Ende des Katheters angebrachte Spritze enthält einen oder mehrere Embryonen. Die Embryonen werden durch den Katheter in die Gebärmutter injiziert. Der Eingriff dauert in der Regel weniger als 10 Minuten.

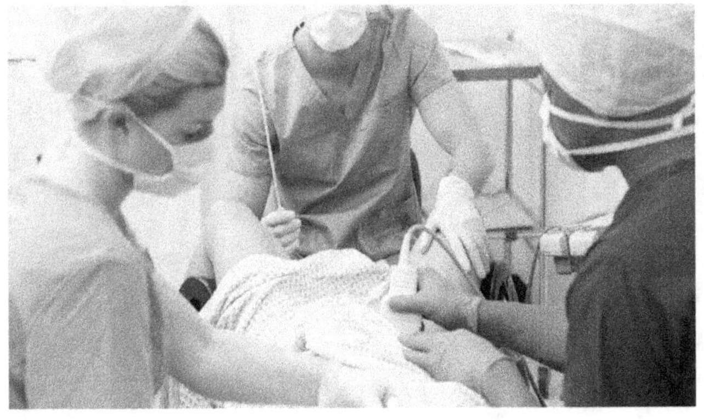

Schritt 7: Schwangerschaft

Eine Schwangerschaft tritt ein, wenn sich der Embryo in die Gebärmutterschleimhaut einnistet. Ihr Arzt wird etwa neun bis 14 Tage nach dem Embryotransfer eine Blutuntersuchung durchführen, um festzustellen, ob Sie schwanger sind.

Wenn gespendete Eizellen verwendet werden, werden die gleichen Schritte unternommen. Die Eizellspenderin führt die Stimulation der Eierstöcke und die Eizellentnahme durch. Nach der Befruchtung wird der Embryo auf die Person übertragen, die die Schwangerschaft austragen möchte (entweder mit oder ohne verschiedene Fruchtbarkeitsmedikamente).

Vor Beginn der IVF-Behandlung müssen viele Faktoren berücksichtigt werden. Um den IVF-Prozess optimal zu verstehen und zu erfahren, was Sie erwartet, ist es wichtig, sich an Ihren Arzt zu wenden.

Sektion 3

Warum ist die Embryotransfer Phase der IVF wichtig?

Eine entscheidende Phase der In-vitro-Fertilisation (IVF) ist der Embryotransfer. Es ist das Ergebnis sorgfältiger Vorbereitung, fortgeschrittener medizinischer Kenntnisse und der Hoffnung von Paaren, die auf eine gesunde Schwangerschaft hoffen. In dieser Phase implantieren Mediziner sorgfältig kultivierte Embryonen in die Gebärmutter der Frau.

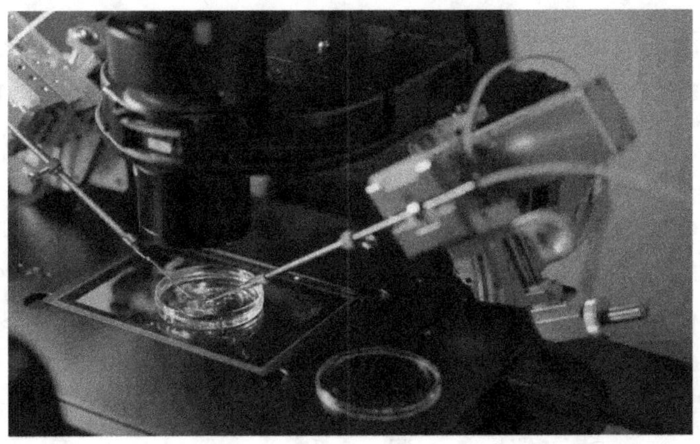

Die Bedeutung eines erfolgreichen Embryotransfers

Ein effektiver Embryotransfer ist für den gesamten IVF-Prozess von entscheidender Bedeutung. Dies liegt daran, dass es einen großen Einfluss auf die

Wahrscheinlichkeit einer erfolgreichen Schwangerschaft hat. Die eifrigen Bemühungen der früheren Phasen haben in diesem Moment ihren Höhepunkt erreicht. Der Ausgang einer IVF-Schwangerschaft wird stark von der Qualität der für den Transfer ausgewählten Embryonen, der Aufnahmefähigkeit der Gebärmutterschleimhaut und dem Zeitpunkt des Transfers beeinflusst.

Faktoren, die den Zeitpunkt des Embryotransfers beeinflussen

Um die Wahrscheinlichkeit einer Einnistung zu erhöhen, planen die Fachärzte den Zeitpunkt des Embryotransfers sorgfältig. Normalerweise geschieht dies einige Tage nach der Eizellentnahme. Dadurch können die Embryonen das Blastozystenstadium erreichen, ein Entwicklungsstadium, das durch eine höhere Lebensfähigkeit gekennzeichnet ist. Das genaue Datum wird von Variablen wie dem Alter des Patienten, der Qualität der Embryonen und der Menge der für den Transfer verfügbaren Embryonen beeinflusst.

Die Kunst und Wissenschaft eines erfolgreichen Embryotransfers

Der Prozess des Embryotransfers erfordert sowohl technisches Können als auch künstlerisches

Feingefühl. Unter Ultraschallkontrolle wird vom Fruchtbarkeit Experten ein winziger Katheter über den Gebärmutterhals in die Gebärmutter eingeführt. Die Idee besteht darin, Embryonen so zu positionieren, dass die Wahrscheinlichkeit einer Einnistung erhöht und gleichzeitig die Gefahr von Problemen verringert wird.

An dieser Stelle ist die Erfahrung des medizinischen Teams hilfreich. Basierend auf der besonderen Anatomie und den Umständen des Patienten passen sie diese in Echtzeit an. Die Wahrscheinlichkeit einer erfolgreichen IVF-Schwangerschaft wird stark von der Feinheit und Genauigkeit des Embryotransfers beeinflusst.

Sektion 4

Wann wird IVF empfohlen?

In verschiedenen Situationen, in denen Paare oder Einzelpersonen Schwierigkeiten haben, auf natürlichem Wege schwanger zu werden, raten Ärzte zu IVF (In-vitro-Fertilisation). Sie könnten es unter folgenden Umständen vorschlagen:

- **Unfruchtbarkeit:** IVF ist oft Wird empfohlen, wenn herkömmliche Empfängnis Methoden wie zeitgesteuerter Geschlechtsverkehr und intrauterine Insemination (IUI) nicht zum Erfolg geführt haben in einer erfolgreichen Schwangerschaft nach einer angemessenen Versuchszeit.

- **Verstopfte Eileiter:** Wenn die Eileiter verstopft oder beschädigt sind und die Eizellen nicht in die Gebärmutter gelangen können, erfolgt eine IVF kann einen alternativen Weg für die Befruchtung bieten.

- **Männliche Unfruchtbarkeit:** In Fällen von männlicher Unfruchtbarkeit kann IVF helfen, indem Spermien mittels ICSI (Intrazytoplasmatische Spermieninjektion) direkt in die Eizelle injiziert werden.

- **Unerklärliche Unfruchtbarkeit:** Wenn die Ursache der Unfruchtbarkeit unklar ist, kann eine IVF eine Chance auf eine erfolgreiche Empfängnis bieten durch genaue Überwachung und Kontrolle des Befruchtung Prozesses in einer kontrollierten Umgebung.

- **Endometriose:** Ärzte können Personen mit Endometriose eine IVF empfehlen. Dabei handelt es sich um eine Erkrankung, bei der das Gewebe, das der Gebärmutterschleimhaut ähnelt, außerhalb der Gebärmutter wächst und die Fruchtbarkeit beeinträchtigt.

- **Fortgeschrittenes mütterliches Alter:** Bei Frauen im fortgeschrittenen mütterlichen Alter, typischerweise über 35, kann es aufgrund der nachlassenden Eizellqualität zu einer verminderten Fruchtbarkeit kommen. IVF kann die Chancen auf eine Empfängnis erhöhen, indem jüngere, gesündere Eizellen verwendet werden.

- **Genetische Störungen:**Paare mit genetischen Störungen in der Vorgeschichte können sich für eine IVF mit Präimplantations-Gentest (PGT) entscheiden. um Embryonen vor der Implantation auf genetische Anomalien zu untersuchen.

Abschnitt 5

Unter „Welche Szenarien kann eine IVF scheitern?"

Die Unfruchtbarkeit Therapie wurde durch IVF revolutioniert, die eine hohe Erfolgsquote aufweist. Es ist jedoch wichtig zu verstehen, dass eine Schwangerschaft nicht unbedingt die Endfolge sein muss. In folgenden Fällen kann eine IVF fehlschlagen:

- **Implantation Fehler:** Selbst wenn gesunde Embryonen übertragen werden, kann es sein, dass sie sich nicht in die Gebärmutterschleimhaut einnisten, was zu einem fehlgeschlagenen Zyklus führt.

- **Schlechte Ei- oder Spermienqualität:** Die Qualität von Eizellen und Spermien kann sich auf die Befruchtung und die Entwicklung des Embryos auswirken. was möglicherweise zu erfolglosen Ergebnissen führt.

- **Probleme bei der Embryonalentwicklung:** Trotz erfolgreicher Befruchtung kann es sein, dass sich die Embryonen nicht wie erwartet entwickeln. ihre Lebensfähigkeit für die Implantation beeinträchtigen.

- **Alter und Eierstockreserve:** Ein fortgeschrittenes mütterliches Alter und eine verringerte Eierstockreserve können die Chancen auf eine erfolgreiche IVF verringern, da die Qualität und Quantität der Eier abnimmt.

- **Grunderkrankungen:** Bestimmte Erkrankungen, wie z.B. das polyzystische Ovarialsyndrom (PCOS) oder Uterusanomalien, können den Erfolg einer IVF beeinträchtigen.
- **Lebensstilfaktoren:** Faktoren wie Rauchen, übermäßiger Alkoholkonsum und Fettleibigkeit können den Erfolg einer IVF negativ beeinflussen.
- **Genetische Anomalien:** Embryonen können unentdeckte genetische Anomalien aufweisen, die zu einer fehlgeschlagenen Einnistung oder einem frühen Schwangerschaftsverlust führen.

Andere Gründe sind unter anderem

- Vorzeitiger Eisprung.
- Es entwickeln sich keine Eier.
- Es entwickeln sich zu viele Eier.
- Die Eizelle wird nicht durch Spermien befruchtet.
- Spermienqualität.

Eine IVF sollte mit realistischen Erwartungen und einer gründlichen Kenntnis der möglichen Ergebnisse angegangen werden. Während IVF für viele eine äußerst erfolgreiche Behandlung sein kann, hängt ihre Wirksamkeit stark von den individuellen Umständen und Komponenten jedes Patienten ab.

Ihr Arzt kann jeden Schritt des Prozesses mit Ihnen besprechen und entscheiden, wie Sie bei zukünftigen Behandlungen am besten vorgehen können.

Arten von Erhöhen Sie Ihre Chancen auf eine Schwangerschaft mit IVF

Mehrere Faktoren können den Erfolg einer IVF bestimmen – einige davon können Sie beeinflussen, andere nicht. Zu diesen Faktoren gehören:

- Alter.
- Größe und Gewicht.
- Anzahl früherer Geburten.
- Gesamtzahl der Schwangerschaften.
- Verwendung Ihrer Eizellen oder Spenderzellen.
- Anzahl der IVF-Zyklen.
- Erfolgsquote der Kinderwunschklinik.
- Gesundheitsbedingungen.
- Ihre Ursache für Unfruchtbarkeit.

Ihr Arzt wird mit Ihnen zusammenarbeiten, um anhand Ihrer Situation und Krankengeschichte zu ermitteln, wie Sie Ihre Chancen auf eine Schwangerschaft durch IVF erhöhen können.

Erfolgsrate der IVF nach Alter

Die in den USA erfassten Daten werden pro Eizellentnahme und nicht pro Zyklus gemessen. Der durchschnittliche Prozentsatz der Lebendgeburten pro Eizellentnahme betrug im Jahr 2019:

- Jünger als 35: 46,7 %
- Alter 35 bis 37: 34,2 %
- Alter 38 bis 40: 21,6 %
- Alter 41 bis 42: 10,6 %
- Ab 43 Jahre: 3,2 %

Abschnitt 6

IVF – Kann es Erbkrankheiten stoppen?

Gentests vor der Implantation (PGT) hat sich zu einer bahnbrechenden Technologie im Bereich der Reproduktionsmedizin zur Verbesserung des Erfolgs und des Wohlbefindens von IVF-Schwangerschaften entwickelt. Vor dem Transfer in die Gebärmutter werden Embryonen einer PGT unterzogen, bei der sie auf genetische Mutationen oder Anomalien untersucht werden. Diese innovative Methode gibt Menschen und Paaren die Möglichkeit, auf fundierte Weise einen Embryo auszuwählen. Dadurch ist die Wahrscheinlichkeit einer Weitergabe erblicher genetischer Probleme deutlich geringer.

Wie funktioniert PGT?

Bei der PGT wird eine kleine Zellprobe von Embryonen im Frühstadium entnommen, die sich noch im Wachstum befinden. Die Entdeckung von Chromosomenanomalien, einzelnen Erkrankungen und anderen genetischen Veränderungen wird dann ermöglicht, indem diese Zellen einer anspruchsvollen Genomanalyse unterzogen werden. PGT garantiert, dass nur die gesündesten Embryonen für den Transfer ausgewählt werden, wodurch die Wahrscheinlichkeit einer erfolgreichen

IVF-Schwangerschaft erhöht wird, da Embryonen gefunden werden, die frei von bestimmten genetischen Defekten sind.

Wie werden genetische Risiken durch den Einsatz von PGT reduziert?

Die Fähigkeit der PGT, das Risiko genetischer Probleme bei IVF-Schwangerschaften zu verringern, ist einer der bedeutendsten Vorteile dieser Technologie. Es verringert den Stress mehrerer erfolgloser IVF-Behandlungen und früher Fehlgeburten. Bei fortgeschrittenem mütterlichem Alter hilft es auch dabei, die Entbindung eines syndromalen Kindes zu vermeiden. Durch die Auswahl von Embryonen ohne bestimmte genetische Mutationen können Paare, die Träger erblicher Krankheiten sind, die Wahrscheinlichkeit, dass diese Probleme an ihr Kind weitergegeben werden, erheblich verringern. PGT ermöglicht es Menschen, fundierte Entscheidungen über die genetische Gesundheit ihrer Familien zu treffen, was den allgemeinen Erfolg und das Wohlbefinden von IVF-Schwangerschaften verbessert.

Abschnitt 7

Ist bei der IVF eine Geschlechtsauswahl möglich?

Ja, es ist möglich, bei der IVF das Geschlecht Ihres Babys auszuwählen. Bevor Ihr Embryo in Ihre Gebärmutter implantiert wird, können die Zellen Ihres Embryos auf männliche oder weibliche Chromosomen untersucht werden (Embryonal Test). Paare können sich dafür entscheiden, nur das gewünschte Geschlecht zu implantieren und die anderen Embryonen zu verwerfen. Dieser Dienst ist in vielen Ländern außerhalb der Vereinigten Staaten illegal. In den Vereinigten Staaten bieten nicht alle Praxen oder Ärzte diesen Service an.

Das Aufkommen der IVF hat neue Möglichkeiten eröffnet. Einer von ihnen istGeschlechtsauswahl. Die Auswahl des Geschlechts kann in Situationen besonders attraktiv sein, in denen die Ausgewogenheit in der Familie oder bestimmte kulturelle Überlegungen eine wichtige Rolle spielen.

Es ist wichtig zu beachten, dass die Geschlechterauswahl ein Thema ist, das ethische Fragen aufwirft und unterschiedliche Meinungen hervorruft. Die Praxis kann durch Faktoren beeinflusst werden, die über die medizinische Notwendigkeit hinausgehen, was eine sorgfältige

Abwägung und verantwortungsvolle Entscheidungsfindung erfordert.

Im Gegensatz zu vielen europäischen Ländern gibt es in den USA keine Vorschriften für den Einsatz der Präimplantationsdiagnostik (PID), einer Technik, die bei manchen Fruchtbarkeitsbehandlungen eingesetzt wird, um Embryonen anhand ihrer Gene auszuwählen. Daher kann und wird die PID für eine Vielzahl kontroverser Zwecke eingesetzt, darunter die Auswahl des Geschlechts, die Auswahl für Kinder mit Behinderungen wie Taubheit und die Auswahl von „Retter Geschwistern", die als Gewebespender für kranke Verwandte dienen können. Der Mangel an Regulierung, der auf besondere Merkmale der politischen und wirtschaftlichen Landschaft der USA zurückzuführen ist, hat ethische und praktische Auswirkungen für Patienten, die weltweit eine PID anstreben. Dieses Papier stellt das Fehlen einer PID-Aufsicht in den USA den bestehenden PID-Richtlinien in der Schweiz, Italien, Frankreich und dem Vereinigten Königreich gegenüber. Die Hauptgründe, warum die PID in den USA nicht reguliert ist, werden angesprochen, wobei Faktoren wie die Finanzierung der Behandlung mit assistierter Reproduktionstechnologie und die Nähe der PID zur umstrittenen Abtreibungsdebatte berücksichtigt werden.

Es werden die Hürden aufgezeigt, die in den USA für eine künftige Regulierung der PID überwunden werden müssten. Anschließend wird die Bedeutung der aktuellen Divergenz in der PID-Politik für Patienten auf der ganzen Welt diskutiert. Durch regulatorische Unterschiede entstehen Möglichkeiten für den Reproduktionstourismus, die zu rechtlichen, gesundheitlichen und moralischen Herausforderungen führen. Der Artikel schließt mit Kommentaren zur Notwendigkeit für politische Entscheidungsträger auf der ganzen Welt, den Respekt vor den Charakteren und Verfassungen ihrer einzelnen Länder mit der Wertschätzung der Bedürfnisse unfruchtbarer Patienten auf der ganzen Welt in Einklang zu bringen.

Während PGT zur Geschlechtsauswahl ein wirksames Instrument für die Familienplanung sein kann, wirft es auch ethische Bedenken auf. Kritiker argumentieren damit: Die Auswahl des Geschlechts kann geschlechtsspezifische Präferenzen und Ungleichgewichte aufrechterhalten. Es ist wichtig, die Geschlechterauswahl sensibel anzugehen und die umfassenderen Auswirkungen zu berücksichtigen.

Sektion 8

IVF-Schwangerschaft

Die Landschaft der Unfruchtbarkeitsbehandlung hat sich durch die In-vitro-Fertilisation (IVF) verändert, die Möglichkeiten, Hoffnung und die Verwirklichung einst unmöglicher Ziele bietet. Paare, die diese aufregende Phase betreten, tun dies auf einem Weg, der von medizinischem Know-how, starker Entschlossenheit und der Hoffnung auf die Gründung einer Familie geprägt ist.

Der Weg einer IVF-Schwangerschaft beginnt mit einer Mischung aus Hoffnung, Eifer und ein wenig Unsicherheit. Einzelpersonen und Paare betreten nun die Welt der Schwangerschaft, nachdem sie die Schritte der IVF erfolgreich abgeschlossen haben, einschließlich der Stimulation des Eisprungs, der Eizellentnahme, der Befruchtung, der Embryonenauswahl und des heiklen Embryotransfers.

In dieser Zeit herrscht eine Reihe von Emotionen, und für viele bedeutet dies eine große Errungenschaft – die Verwirklichung eines Traums, den sie hartnäckig verfolgt haben. Paare, die durch IVF schwanger werden, sind optimistischer und freuen sich auf die Möglichkeiten.

Wie können Sie eine IVF-Schwangerschaft unterstützen und überwachen?

Während der gesamten IVF-Schwangerschaft sind eine konsequente Überwachung und Unterstützung durch medizinisches Fachpersonal unerlässlich. Regelmäßige vorgeburtliche Untersuchungen, Ultraschalluntersuchungen und Gesundheitsuntersuchungen stellen sicher, dass sich die Mutter und der heranwachsende Fötus normal entwickeln. Diese Untersuchungen helfen, mögliche Probleme zu erkennen, bevor sie schwerwiegend werden, und ermöglichen so ein schnelles Handeln und eine individuelle Betreuung.

Das medizinische Personal berät Sie bei der Führung eines gesunden Lebensstils, der Auswahl von Nahrungsmitteln, die den sich entwickelnden Fötus ernähren, und dem Umgang mit eventuell auftretenden Beschwerden. In dieser Zeit ist auch emotionale Unterstützung wichtig, da das Elternsein eine Vielzahl von Emotionen auslösen kann. Selbsthilfegruppen, Beratung und Lehrmaterialien für IVF-Schwangerschaften bieten Trost, Verbindung und einen sicheren Rahmen für den Erfahrungsaustausch.

Abschluss

IVF hat einen bedeutenden Beitrag zur modernen Medizin geleistet. Es begann als Experiment, hat sich aber inzwischen zu einer revolutionären Behandlung für Unfruchtbarkeit Patienten entwickelt. Es hat Hindernisse abgebaut, neue Möglichkeiten geschaffen und Eltern einen Weg zur Kindererziehung eröffnet, die zuvor nicht daran geglaubt hatten, dass dies machbar sei.

Entwicklungen in der Produktionswissenschaft erweitern die Möglichkeiten der IVF und bieten neue Ansätze für Probleme, die bisher nicht gelöst werden konnten. Die Zukunft der IVF ist rosig, mit höheren Erfolgsraten, geringeren Risiken und besseren Ergebnissen dank innovativer Methoden zur Embryonen Aufzucht und besseren Gentest-Tools.

Fazit: Trotz der Tatsache, dass IVF aufgrund ihrer komplizierten Prozesse gewisse Gefahren birgt, haben Verbesserungen in der Medizintechnik und -praxis ihre Sicherheit erheblich erhöht. Regelmäßige Schwangerschaften und IVF-Schwangerschaften bergen jeweils eine einzigartige Mischung an Gefahren, und das allgemeine Sicherheitsniveau kann sich je nach den Umständen ändern. Um die Gefahren in beiden Situationen zu reduzieren, sind eine strenge Überwachung, eine individuelle medizinische Behandlung und die Einhaltung von Ratschlägen unerlässlich. Paare, die über eine IVF nachdenken, sollten mit ihren Ärzten sprechen, um fundierte Entscheidungen zu treffen, die ihren medizinischen Anforderungen und ihrem Hintergrund entsprechen.

Abschnitt 9

FAQ zu IVF (In-vitro-Fertilisation)

Können sich Personen mit Diabetes einer IVF unterziehen?

Ja. Diabetiker können über eine IVF nachdenken. Um die Wahrscheinlichkeit einer gesunden Schwangerschaft nach einer IVF zu erhöhen, muss der Blutzuckerspiegel vor und während des Eingriffs sorgfältig kontrolliert werden. Im Allgemeinen wird empfohlen, zu warten, bis Ihr Diabetes ordnungsgemäß unter Kontrolle ist und alle anderen gesundheitlichen Probleme behoben wurden. Dieser Zeitrahmen kann zwischen zwei und sechs Monaten liegen. Ihr Fruchtbarkeit-Experte kann Ihnen raten, mit einem Diabetiker oder Endokrinologen um Rat zu sprechen.

Wie beeinflussen Herzerkrankungen die IVF-Behandlung?

Frauen mit einer Herzerkrankung können sich je nach Schwere ihrer Herzerkrankung möglicherweise einer IVF unterziehen. Dies liegt daran, dass Herzerkrankungen die Tragfähigkeit beeinträchtigen könnenSchwangerschaft Begriff. Untersuchungen deuten darauf hin, dass während der IVF-Schwangerschaften eine Zunahme von

Schwangerschafts-Hypertonie und Präeklampsie berichtet wurde. Daher sollten Frauen mit Herzerkrankungen mit ihren Ärzten über ihre individuelle Situation sprechen und darüber, ob eine IVF für sie eine sichere Option ist.

Wie wirkt sich ein hoher Cholesterinspiegel auf den IVF-Erfolg aus?

Cholesterin spielt eine wichtige Rolle bei der Fortpflanzung.Hoher Cholesterinspiegel könnte sich auf die Durchblutung und die Qualität der Eizellen auswirken. Während bestimmte Untersuchungen auf einen möglichen Einfluss des Cholesterin- und Lipidspiegels hinweisenSchwangerschaft Bei Paaren, die einen Empfängnis Versuch unternehmen, ist der Einfluss auf die Ergebnisse der In-vitro-Fertilisation (IVF) weiterhin ungewiss. Die Aufrechterhaltung eines gesunden Cholesterinspiegels durch Änderungen des Lebensstils könnte möglicherweise die IVF-Ergebnisse verbessern.

Ist IVF eine praktikable Option für Personen mit Nierenproblemen?

Frauen mit einer Nierenerkrankung können sich abhängig von der Schwere ihrer Nierenerkrankung möglicherweise einer IVF unterziehen. Allerdings kann eine Nierenerkrankung die Produktion von Eiern und die Fähigkeit zur Eiablage beeinträchtigenSchwangerschaft Begriff. IVF kann bei Personen mit Nierenproblemen in Betracht gezogen werden, eine sorgfältige Überwachung und Beratung durch Fachärzte sind jedoch unerlässlich, um potenzielle Herausforderungen anzugehen und einen sicheren Eingriff zu gewährleisten.

Ist IVF für Personen mit Leberproblemen sicher?

In einigen Fällen kann IVF bei Frauen mit niedrig reagierenden Eierstöcken (LSF) funktionieren. Für Patienten ist es jedoch wichtig zu wissen, dass die Wahrscheinlichkeit bestimmter Risiken wie Überstimulation, Eierstockzysten und einer früheren Geburt des Babys als erwartet höher sein kann. Zusammenfassend lässt sich sagen, dass IVF bei Patienten mit Lebererkrankungen in Betracht gezogen werden kann, eine gründliche medizinische Beurteilung ist jedoch von entscheidender Bedeutung, um Risiken zu bewerten und die Sicherheit zu gewährleisten .

Ist IVF riskanter als eine normale Schwangerschaft?

IVF kann aufgrund der komplexen Verfahren wie Hormoninjektionen, Eizellentnahme und Embryotransfer in mancher Hinsicht riskanter sein als eine normale Schwangerschaft, was zu Problemen wie dem Überstimulationssyndrom der Eierstöcke, Mehrlingsschwangerschaften und

Eileiterschwangerschaften führen kann. Allerdings hat sich die IVF mit verbesserten Sicherheitsprotokollen weiterentwickelt. Schwangerschaftsvorsorge und ein gesunder Lebensstil minimieren die Risiken sowohl bei IVF als auch bei natürlichen Schwangerschaften.

Wessen Sperma wird bei der IVF verwendet?

Bei der IVF stammt das Sperma entweder vom männlichen Partner oder einem Spender. Spendersamen sind eine Option, wenn die Spermien des männlichen Partners von schlechter Qualität sind oder fehlen. Spender werden einem strengen Screening auf Gesundheit und genetische Lebensfähigkeit unterzogen. Techniken wie ICSI ermöglichen die Befruchtung mit beeinträchtigten Spermien, während in schweren Fällen möglicherweise Samenspender oder eine Zahnextraktion in Betracht gezogen werden. IVF bietet Hoffnung auf Unfruchtbarkeit und passt sich den individuellen Umständen und Bedürfnissen an.

Ist IVF riskanter als eine normale Schwangerschaft?

IVF kann aufgrund der komplexen Verfahren wie Hormoninjektionen, Eizellentnahme und Embryotransfer in mancher Hinsicht riskanter sein als eine normale Schwangerschaft, was zu Problemen wie dem Überstimulationssyndrom der Eierstöcke,

Mehrlingsschwangerschaften und Eileiterschwangerschaften führen kann. Allerdings hat sich die IVF mit verbesserten Sicherheitsprotokollen weiterentwickelt. Schwangerschaftsvorsorge und ein gesunder Lebensstil minimieren die Risiken sowohl bei IVF als auch bei natürlichen Schwangerschaften.

In den letzten Jahren hat sich die In-vitro-Fertilisation (IVF) als praktikable Option für Paare herausgestellt, die mit Unfruchtbarkeit zu kämpfen haben. Während IVF vielen die Hoffnung auf Elternschaft bietet, bestehen im Vergleich zu einer regulären Schwangerschaft mehrere Bedenken hinsichtlich ihrer Sicherheit. Für eine fundierte Entscheidungsfindung ist es von entscheidender Bedeutung, die mit IVF verbundenen Risiken abzuschätzen und zu verstehen, wie sie sich mit denen einer regulären Schwangerschaft vergleichen lassen. In diesem Artikel wird untersucht, ob IVF riskanter ist als eine normale Schwangerschaft und wie diese Risiken gemessen und minimiert werden können.

Ist IVF riskanter als eine normale Schwangerschaft?

Manchmal. IVF kann etwas riskant sein. IVF umfasst komplexe medizinische Verfahren, einschließlich Hormoninjektionen, Eizellentnahme und

Embryotransfer. Daher kann es bestimmte Risiken mit sich bringen, die bei einer Spontanschwangerschaft nicht gegeben sind. Zu diesen Risiken können das Überstimulationssyndrom der Eierstöcke, Mehrlingsschwangerschaften und Eileiterschwangerschaften gehören. Außerdem besteht die Gefahr, dass die Babys zu früh auf die Welt kommen. Allerdings hat sich die IVF im Laufe der Jahre erheblich weiterentwickelt und Fortschritte haben zu verbesserten Sicherheitsprotokollen geführt.

Wie werden Risiken bei IVF gemessen?

Die mit IVF und regulärer Schwangerschaft verbundenen Risiken werden auf verschiedene Weise gemessen. Dazu gehören die statistische Analyse großer Datensätze und klinische Studien. Forscher vergleichen Ergebnisse wie mütterliche und neonatale Komplikationen, Geburtsfehler und langfristige gesundheitliche Auswirkungen sowohl bei IVF-Schwangerschaften als auch bei natürlich gezeugten Schwangerschaften. Solche Analysen tragen dazu bei, ein umfassendes Verständnis potenzieller Risiken zu erlangen.

Wie werden Risiken bei IVF minimiert?

Bei der IVF beginnt die Risikominderung mit einer sorgfältigen Patientenauswahl und -beratung.

Mediziner beurteilen individuelle Gesundheitsfaktoren und empfehlen geeignete Behandlungen, um potenzielle Risiken zu minimieren. Beispielsweise kann die Anzahl der übertragenen Embryonen kontrolliert werden, um die Wahrscheinlichkeit von Mehrlingsschwangerschaften zu verringern. Darüber hinaus helfen Fortschritte bei den Embryo-Screening-Techniken auch bei der Auswahl der gesündesten Embryonen für den Transfer, wodurch das Risiko von Geburtsfehlern verringert wird.

Auch bei regulären Schwangerschaften spielt die Schwangerschaftsvorsorge eine entscheidende Rolle bei der Risikominderung. Regelmäßige Kontrolluntersuchungen, richtige Ernährung und die frühzeitige Erkennung etwaiger Komplikationen tragen zu einer gesunden Schwangerschaft bei. Auch Lebensstilfaktoren wie der Verzicht auf Rauchen und Alkohol spielen eine entscheidende Rolle bei der Risikominimierung während der Schwangerschaft.

www.ingramcontent.com/pod-product-compliance
Lightning Source LLC
Chambersburg PA
CBHW071046260726
48661CB00007B/3162